# TRAITEMENT MEDICAL

DES

# HYDATIDES, DE LA LADRERIE

# ET DU TOURNIS

# TRAITEMENT MÉDICAL

DES

# HYDATIDES

DE LA

## LADRERIE ET DU TOURNIS

PAR J. BEYLOT, D.-M.-P.

Chevalier de la Légion-d'Honneur et de l'Ordre de Saint-Grégoire-le-Grand,
Médecin major de 1re classe à l'Hôpital militaire de Lyon,
Lauréat du Val-de-Grâce (*Concours de Médecine 1843*),
Membre de la Société Linnéenne de Lyon, etc.

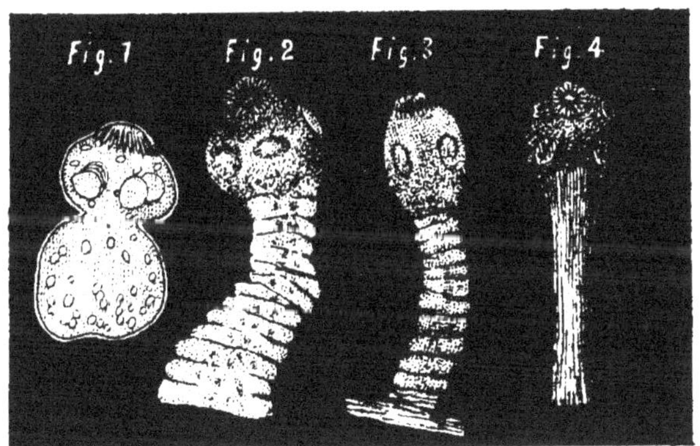


Fig. 1, échinocoque ; fig. 2, tête et col de cœnure ; fig. 3, tête et col de cysticerque ; fig. 4, tête et col de ténia *solium*.
D'après M. DAVAINE (*Traité des Entozoaires*)

LYON
IMPRIMERIE DE VEUVE MOUGIN-RUSAND
3, rue Stella, 3

—

1865

# TRAITEMENT MÉDICAL

DES

# HYDATIDES, DE LA LADRERIE ET DU TOURNIS

Le traitement des hydatides a varié aux différentes époques de la science, suivant la connaissance plus ou moins exacte qu'on a eue de leur nature. Longtemps elles furent regardées comme des dilatations des vaisseaux lymphatiques ou sanguins, ou comme des expansions anomales des follicules, ou des cellules adipeuses, et confondues avec les kystes séreux ou athéromateux. Ignorant quelles conditions présidaient à la naissance et au développement de ces productions singulières, les médecins dirigèrent leurs moyens thérapeutiques à peu près exclusivement d'après le siége de la lésion, et les symptômes morbides qu'ils voyaient apparaître.

Ainsi les hydatides existaient-elles dans le foie, ce qui est pour l'homme le cas le plus ordinaire, on avait recours aux résolutifs, aux fondants, aux désobstruants, comme dans les autres lésions chroniques de cet organe : on employa ainsi le savon, la ciguë, le calomel, les frictions mercurielles, le goudron, la térébenthine et son essence. Les vomitifs et les purgatifs jouirent aussi d'une certaine vogue, parce qu'on avait vu quelquefois la guérison survenir après l'expulsion des kystes à la suite de vomissements ou de selles répétées. Le malade éprouvait-il de la fièvre, de la dyspnée, de vives douleurs, on pratiquait des émissions sanguines; si l'hypocondre devenait le siége d'une tumeur douloureuse et fluctuante, on avait recours aux cataplasmes, aux maturatifs, au sel ammoniac, aux vésicatoires et aux cautères, puis enfin à la ponction ou à l'incision.

Lorsque les kystes venaient à s'ouvrir dans les bronches, soit que leur siége primitif fût dans les poumons, soit que leur contenu provînt du foie, on cherchait à faciliter l'expulsion des vésicules au moyen des béchiques et des expectorants, et à calmer la douleur et la dyspnée au moyen des narcotiques.

La sortie des hydatides par l'urètre annonçait-elle que les reins étaient le siége du mal, on avait quelquefois recours à l'essence de térébenthine, ou à la térébenthine elle-même, qui modifient quelquefois avantageusement les irritations chroniques des voies urinaires. Ainsi donc, la médecine des anciens, dans le traitement des vers cystiques, ne fut guère que palliative.

Plus tard, lorsque les découvertes de Hartmann, de Leske, de Pallas (1), eurent fait reconnaître que les hydatides étaient de véritables animaux, les thérapeutistes instituèrent un traitement plus rationnel, et essayèrent de les combattre par l'emploi de différents moyens supposés capables d'exercer une action délétère ou toxique sur ces vers. C'est ainsi que l'on a expérimenté :

A. — *Le chlorure de sodium, l'eau de mer en bains et en boisson*, conseillés par Laennec, qui

(1) Le docteur Hartmann découvrit l'animalité des cysticerques en 1685 ou 1686; Pallas, celle des échinocoques en 1767; Leske, celle des cœnures en 1779.

assure avoir guéri par ce moyen des sujets atteints d'acéphalocystes dans les poumons, et par Percy, qui dit avoir amené l'expulsion d'hydatides siégeant dans les voies genito-urinaires au moyen d'injections salées.

B. — *Mercuriaux* employés, même avant la connaissance de l'animalité des hydatides, dans le cas d'acéphalocystes occupant le foie, à cause de leur action résolutive et fondante, employés depuis, à plus forte raison, à cause de leur influence toxique sur la plupart des animaux des classes inférieures ; vantés par Baumès de Montpellier, qui a publié quelques observations favorables à l'action du calomel ; essayés sans succès par les auteurs du compendium de médecine, qui ajoutent cependant : « les frictions mercurielles sur la tu « meur et sur le ventre poussées jusqu'à la saliva- « tion paraissent avoir réussi dans quelques cir- « constances. »

C. — *Iode.* La teinture d'iode injectée dans les tumeurs hydatiques, par Boinet et un très grand nombre de médecins, détermine promptement la mort des échinocoques ; mais la guérison n'est pas une conséquence nécessaire de ce résultat. En 1853, au Val-de-Grâce, M. le baron H. Larrey, après avoir inutilement pratiqué une injection iodée dans un kyste hydatique qu'un militaire portait à la hanche, a été obligé d'en opérer l'extirpation quelques semaines après, opération qui a été suivie d'une guérison prompte. (*Gazette des Hôpitaux*, 1857, p. 148.) Je ne connais aucun fait qui prouve l'efficacité de l'iode employé à l'intérieur contre les vers cystiques.

D. — *Iodure de potassium*, conseillé particulièrement par les médecins anglais, par M. Hauwkins notamment, et en France, par M. Davaine. « L'u-
« sage intérieur de l'iodure de potassium pourrait
« être secondé par l'application sur la tumeur de
« pommades iodurées. Les hautes doses auxquelles
« on peut porter ce médicament sans nuire au
« malade, la facilité de son absorption et de son
« passage dans les liquides excrétés, font présu-
« mer qu'il arrive dans le liquide des hydatides, et
« l'on pourrait en espérer une action favorable. »
(Davaine, *Traité des entozoaires*, p. 564.)

E. — *Huile anthelminthique de Chabert.* Son inventeur lui attribuait le pouvoir de détruire ou d'expulser toute espèce de vers, même ceux qui habitent hors de l'intestin. Il ne paraît pas cependant que la médecine vétérinaire soit parvenue à combattre victorieusement, par son emploi, la ladrerie ou le tournis.

F. — *Huile de pétrole.* D'après les auteurs du compendium de médecine (article acéphalocystes), cette substance a été conseillée dans le traitement des hydatides; mais a-t-elle été expérimentée, et avec quels résultats ? C'est ce qu'ils ne disent pas.

G. — *Emploi local de liquides toxiques portés directement dans les kystes.* Nous avons déjà parlé des injections iodées ; on a encore employé les injections avec l'alcool pur, ou étendu d'eau, et les injections de bile.

H. — *Emploi local du froid.* Conseillé par M. Davaine « le froid appliqué sur une tumeur « hydatique, pendant un temps suffisant pour « qu'il en pénétrât la masse, pourrait tuer peut-« être les échinocoques ou la vésicule qui les ren-« ferme, et empêcher par là l'accroissement de la « tumeur, ou favoriser sa résorption. Ce moyen

« mériterait d'être expérimenté dans certains cas « où l'application de la glace, pendant un temps « assez long, ne pourrait avoir d'inconvénient pour « les organes voisins du kyste hydatique. »

I. — *Emploi local de l'électricité.* De même qu'on avait conseillé de foudroyer au moyen d'une décharge électrique le ténia, en partie sorti de l'anus, de même on a proposé de détruire les vers cystiques au moyen des décharges d'une pile. Suivant M. Guérault. (*Gazette des Hôpitaux*, année xxx, p. 184.) M. Thorarensen, médecin en Islande, après avoir enfoncé dans le foie une aiguille d'acier, dont la pointe correspondait à l'extrémité du kyste, en plaça pareillement une seconde à l'autre extrémité de la tumeur, et fit ensuite passer le courant : les hydatides auraient été détruites sous l'influence de ce moyen plus ingénieux que pratique.

Les agents que nous venons d'énumérer ont tous, ou presque tous, une influence plus ou moins nuisible pour les vers cystiques : ainsi, il est évident que l'action d'un froid vif, ou de courants électriques intenses, peut détruire la vie chez tous les animaux. Les vers intestinaux sont particulièrement sensibles au froid : j'ai expérimenté, qu'une goutte d'eau à la température + o faisait périr les proglottis de ténia, aussi rapidement que les réactifs chimiques les plus énergiques. Le sel marin est contraire aux vers : les oxyures sont expulsés par des lavements d'eau salée ; les douves du foie disparaissent chez les troupeaux conduits dans les prés salés ; les individus atteints de ténia rendent des anneaux plus nombreux quand ils font usage de salaisons. Le mercure et l'iode sont toxiques pour tous les animaux ; l'iodure de potassium doit être moins puissant, parce que les propriétés de l'iode y sont en partie neutralisées. L'huile de Chabert, le pétrole, sont des vermifuges éprouvés.

Mais quoique réelle, l'action de ces moyens est insuffisante dans la plupart des cas pour amener la mort des vers cystiques. Remarquons toutefois que c'est particulièrement chez l'homme que l'expérience en a été faite, et que le genre d'hydatides dont il est ordinairement atteint (échinocoques), sera probablement celui qui offrira les obstacles les plus grands à la thérapeutique, ainsi que nous aurons occasion de le démontrer plus loin. « On « peut affirmer, dit M. Davaine (ouvrage cité,

« p. 162), que la plupart des médicaments qui « ont été proposés jusqu'aujourd'hui, sont restés « sans effet dans plusieurs cas où l'existence des « hydatides a été bien déterminée, tandis que « l'on ne citerait peut-être aucune observation « bien constatée de guérison, que l'on puisse, « dans des cas semblables, attribuer au médica- « ment. » Nous ralliant pleinement aux conclusions de ce savant helminthologiste, nous pensons que c'est un devoir pour les médecins de chercher de nouveaux moyens plus efficaces, auxquels les précédents pourraient servir d'utiles auxiliaires.

Nous avons vu que la thérapeutique des vers cystiques avait varié avec les progrès de la zoologie, et qu'empirique d'abord, elle était devenue plus tard, sinon plus efficace, au moins plus rationnelle, lorsque l'animalité des hydatides eut été reconnue.

Aujourd'hui la science a fait de nouvelles découvertes : des ressemblances frappantes de forme et d'organisation, des expériences nombreuses instituées sur l'homme et sur les animaux, s'accordant avec les notions acquises sur les générations alternantes, semblent démontrer que les vers cystiques ne sont que des ténias à une phase moins avancée de développement (1). Ce nouveau progrès de l'helminthologie en appelle un semblable dans la thérapeutique, et il paraît rationnel de penser que si quelques substances jouissent de propriétés toxiques contre les hydatides, ce doit être celles dont l'efficacité contre les ténias est bien certaine. En admettant même que les preuves données par les naturalistes pour établir cette identité ne fussent pas suffisantes, il demeurerait au moins reconnu par tout le monde que les ténias et les vers vésiculeux, sont deux genres extrêmement voisins; or, l'expérience n'a-t-elle pas appris que lorsqu'une substance est anthelminthique pour certains vers, elle l'est aussi pour les espèces qui s'en rapprochent le plus.

Ici une objection se présente : les vers cystiques situés hors du tube intestinal, protégés par l'épaisseur des tissus, et le plus souvent, en outre, par un kyste plus ou moins épais, pourront-ils être

(1) Afin de ne pas scinder l'exposé du traitement contre les vers cystiques, nous renvoyons à la fin de cette notice l'analyse des principaux faits qui paraissent établir l'identité de nature de ces vers avec les ténias.

atteints par des agents qui échouent quelquefois dans le cas même où l'on peut les mettre en contact direct avec un entozoaire habitant l'intestin ?

A cela on peut répondre : la médication spéciale employée contre les hydatides n'aura pas pour but de les détruire instantanément, comme lorsqu'il s'agit de combattre un ténia ou un bothriocéphale, au moyen d'une forte dose d'un médicament tænifuge une fois donné ; mais d'imprégner lentement l'économie des principes actifs, au moyen de doses plus faibles, continuées avec persistance, de manière à rendre le séjour de nos tissus inhabitable aux helminthes vésiculeux. L'expérience a démontré la possibilité de faire pénétrer dans le sang, et jusque dans les sécrétions, un grand nombre de substances vermifuges ; nous verrons plus loin que les tænifuges qu'on devrait de préférence appeler *tænicides*, puisqu'ils ont une action toxique sur les cestoïdes, sont précisément dans ce cas. Dans maintes circonstances, l'usage superficiel de l'affection, permettra de joindre à l'administration interne des remèdes leur application locale, et même de les porter directement jusque dans l'intérieur des tissus. Il est vrai que la présence d'un kyste épais sera un obstacle considérable à l'absorption ; mais d'abord, tous les vers cystiques n'ont pas de kystes ; ensuite ce kyste est souvent mince et perméable.

Pourquoi donc les tænifuges, jusqu'à présent, n'ont-ils pas été employés dans le traitement des hydatides ? La réponse ne me paraît pas très-difficile. La thérapeutique n'a pas toujours marché parallèlement aux progrès de l'histoire naturelle. « La « confusion des vers vésiculaires avec les kystes « avait cessé depuis longtemps pour les helmin- « thologistes, que beaucoup de médecins refusant « aux hydatides une vie indépendante, cherchaient « encore l'origine de ces êtres dans quelque altéra- « tion des liquides ou des solides animaux... Les « premières notions touchant l'animalité des ento- « zoaires cystiques furent acquises vers la fin du « XVII^e siècle ; toutefois elles restèrent ignorées de « la généralité des médecins jusqu'à la fin du XVIII^e. « (Davaine, ouvrage cité, p. 347.) » Lorsque la nature des hydatides fut mieux connue, les thérapeutistes ne saisirent point leurs rapports avec les ténias qu'on regardait comme des vers à part, des vers différant de tous les autres, et exigeant un traitement tout spécial. Dans plusieurs traités de matière médicale, les tænifuges sont distingués des vermifuges communs, et décrits séparément ; Bouchardat a encore suivi ces errements dans son annuaire thérapeutique.

Passons maintenant en revue les tænifuges les plus connus, et voyons quel secours ils pourraient apporter au traitement des vers vésiculeux.

*Grenadier.* — Cette substance est absorbée, ainsi que le prouvent les phénomènes généraux, faiblesse, malaise, céphalagie, vertiges et quelquefois lipothymies qui suivent son administration. Malheureusement son goût amer, nauséeux, est un obstacle plus ou moins grand à une administration prolongée ; j'ai connu cependant des personnes qui ont eu la constance d'en faire usage pendant plusieurs semaines. On parviendra sans doute plus tard à isoler le principe actif ; en attendant, l'extrait offre un premier degré de concentration qu'on pourra utiliser. La propriété tænifuge s'étend-elle aux feuilles, et aux jeunes tiges, comme l'affirment Pline, Celse et Breton, et pourrait-on les faire entrer dans l'alimentation de certains animaux atteints d'entozoaires cystiques ? Voilà ce qu'il serait important de rechercher.

*Cousso.* — La saveur de l'infusion de cousso est amère, âcre, nauséeuse ; il faudra aux malades un certain courage pour en faire usage pendant plusieurs mois. Des phénomènes analogues à ceux qui suivent l'administration du grenadier, montrent que le principe actif est absorbé. Si le prix de cette plante était moins élevé, elle offrirait une ressource précieuse dans le traitement des maladies vermineuses chez les animaux domestiques, car je me suis assuré que les lapins, les cerfs, les gazelles, les chamois, les chèvres, les moutons, les dromadaires, mangent la fleur de cousso sans répugnance.

*Fougère mâle.* — La racine contient le principe actif, qui est plus efficace contre le bothriocéphale que contre le ténia ; le grenadier, au contraire, semble avoir plus d'action sur le dernier que sur le premier de ces vers ; fait important, qu'on ne doit pas perdre de vue, dans l'étude des agents à employer dans le traitement des vers cystiques, puisqu'il semble annoncer que, suivant l'espèce de ces vers, tel ou tel agent devra avoir la préférence. M. Peschier de Genève est parvenu à concentrer le principe actif, au moyen de l'éther, avantage précieux, dans le cas d'une administration prolongée, ou quand il s'agira d'utiliser localement l'action du médicament au moyen d'applications externes. Les animaux domestiques m'ont paru avoir de la répugnance pour cette racine ; cependant, suivant M. Raspail, on peut la leur faire prendre mêlée en petite quantité à des plantes fourragères.

*Essence de térébenthine.* — Cette substance peu employée en France, mais dont l'action a été bien constatée en Angleterre et en Suisse, est un assez bon tænifuge. Elle est absorbée, même lorsqu'elle a été employée à l'extérieur, ou simplement respirée. Elle présente l'inconvénient d'avoir une saveur désagréable et d'être irritante pour les voies urinaires ; l'estomac la supporte assez facilement, soit chez l'homme, soit chez les animaux. On connaît des exemples de vers situés hors de l'intestin, expulsés par son emploi. Suivant toute probabilité, l'essence de térébenthine pourra rendre quelques services dans le traitement des hydatides, particulièrement quand ces vers existeront dans les reins ou dans les poumons, qui sont avec la peau les voies d'élimination de cette substance.

*Graine de courge.* — Plusieurs graines de courge mises à la file donnent une idée grossière d'une série de vers *cucurbitins* dont le nom vient évidemment de *cucurbita* (courge) ; il y a une similitude beaucoup plus exacte entre les graines de melon et les proglottis du *tænia cucumerina*. Cette ressemblance n'a probablement pas été sans influence sur la découverte de la propriété tænifuge de ces graines, qui est maintenant des mieux démontrée.

Voyez, à ce sujet, l'ouvrage déjà cité de M. Davaine, où l'on trouve mentionnées les observations de Tyson, de Mongeny, de plusieurs médecins de Bordeaux, du docteur Brunet qui, à lui seul, compte 25 ou 30 cas de guérison de ténia par ce moyen, de M. Sarramea, de M. Costes, du docteur Cazin, de M. Suquet, médecin sanitaire en Orient.

Voyez également le *Journal de médecine et pharmacie militaire*, 3e série, tome 7e, qui renferme les intéressantes observations de M. Desmorets, médecin-major. Notre honorable confrère a rencontré une véritable épidémie de ténias sur les militaires du 13^e de ligne, qui avaient fait la dernière expédition de Syrie ; il a traité par la graine de courge 34 cas tous suivis d'expulsion du ver.

Plusieurs autres médecins, à ma connaissance, ont aussi obtenu des résultats positifs ; parmi eux, je citerai M. Wahu, à Nice, et M. Leriche, à Lyon.

A l'opposé des autres tænifuges, qui ont un goût des plus désagréables, les graines de courge sont douées d'une saveur douce, huileuse, sans aucun mélange d'âcreté ou d'amertume, et qui plaît généralement. On peut les employer à la confection d'excellentes dragées, qui seront prises avec grand plaisir par les enfants attaqués des vers. Dans quelques départements, *le Rhone*, *l'Indre-et-Loire*, on en retire une huile qui peut servir à la préparation des aliments et remplacer celle d'olives. Les graines de courge ne renfermant que de l'huile et de l'amidon, on est amené à penser que le principe actif réside dans la première de ces deux substances.

Les semences de courge, de melon et de concombre jouissent de propriétés calmantes, sédatives, contro-stimulantes, déjà connues des anciens, qui les avaient désignées sous le nom de *semences froides majeures* ; et c'est probablement en raison de cette vertu rafraîchissante, qu'elles sont nuisibles aux vers, chez lesquels l'innervation, la calorification, l'action vitale en un mot, sont peu développées. Les spermatozoides sont influencés aussi par leur usage, qui est ordinairement suivi d'une anaphrodisie marquée. Il est probable que les pulpes de courge, de melon et de concombre, qui contiennent évidemment aussi un principe sédatif et réfrigérant, ne sont pas dépourvues de toute propriété anthelminthique. Je suis porté à le croire, quand je vois que les *fraises* qui, entre tous les fruits, passent pour posséder des propriétés froides, ont été employées aussi contre le ver solitaire. « Le « docteur Gelnecke de Stettin assure que les frai« ses sont bonnes contre les vers, et il en fait man« ger aux malades qui ont le ténia et auxquels il « va faire subir un traitement. (*Journal de Méde« cine de Hufeland*, an 1824). »

La courge est un aliment recherché par presque tous les animaux domestiques ; elle peut servir de nourriture aux chevaux, aux bœufs, aux moutons, aux porcs, aux lapins et aux chèvres. Les graines sont mangées par les mêmes animaux avec plus d'avidité encore ; les oiseaux de basse-cour en sont également friands, mais il faut qu'elles soient préalablement décortiquées. Voilà donc un médicament qui jouit de la double propriété d'être un tænifuge assuré, et d'être comestible pour l'homme et un grand nombre d'animaux ; cette particularité semble devoir le rendre d'une utilité toute spéciale dans le traitement des vers cystiques.

Appliquons maintenant la méthode tænifuge aux différents genres d'helminthes vésiculeux dont l'homme ou les animaux domestiques peuvent être porteurs. Nous commencerons par ces derniers, parce qu'ils semblent présenter des facilités particulières au traitement, et des chances plus grandes de succès.

## Cysticerques chez le lapin.

Le lapin domestique est trop commun, et d'un prix trop peu élevé, pour qu'on lui administre des tænifuges dans un but thérapeutique ; mais, précisément à cause de son peu de valeur et de la possibilité de se procurer facilement, il peut être un sujet précieux d'expérimentation.

Cet animal est sujet à deux espèces de cysticerques, le cysticerque allongé qui lui est propre, et le cysticerque pisiforme, qui lui est commun avec le lièvre. On rencontre ordinairement ces vers dans la cavité abdominale ; ils affectionnent les replis des épiploons. Il paraît qu'on peut faire naître des cysticerques chez le lapin, pour ainsi dire, à volonté, et comme on produit dans les caves les champignons de couche. Suivant Cruveilher, il suffit de tenir pendant quelques jours des lapins dans un endroit bas et humide, et de les nourrir avec des substances imprégnées d'humidité, pour voir les cysticerques éclore et se développer en nombre dans les épiploons. (*Dictionnaire de médecine et chirurgie pratique*, article entozoaires.)

Les lapins peuvent être nourris avec des graines de courge ou avec des fleurs de cousso. Cette dernière substance est encore d'un prix très-élevé, et serait d'une expérimentation trop coûteuse sur de grands animaux, tels que le mouton, le porc ou le bœuf. Les lapins paraissent donc réunir les conditions les plus favorables pour essayer l'effet des tænifuges contre les vers cystiques, et il nous semble qu'il serait important de faire l'expérience suivante :

On placera 24 lapins dans un endroit bas, humide et obscur. On les nourrira pendant un mois avec des plantes fourragères fraîches, préalablement trempées dans l'eau; on emploiera de préférence, si l'on peut s'en procurer, du foin extrait de prairies marécageuses, de prairies dans lesquelles les bœufs et les moutons contractent facilement la cachexie aqueuse.

Après un mois, on sacrifiera douze de ces lapins pris au hasard; l'on examinera leur abdomen, et l'on verra si des cysticerques se sont produits sur un certain nombre. Supposons qu'il en soit ainsi :

On divisera les douze lapins restés vivants en deux groupes composés chacun de six. Le premier groupe sera nourri pendant deux mois avec de la graine de courge; le second groupe sera nourri pendant le même temps avec de la fleur de cousso.

Après deux mois de ce régime, on tuera les douze lapins; on examinera leur péritoine, et l'on sera à même d'observer quelles modifications ont subi les vers sous l'influence des tænifuges employés.

Ajoutons que l'expérience facile que nous conseillons est susceptible d'amener d'autres résultats importants. Si le fait curieux annoncé par Cruveilhier est réel (et il est difficile d'en douter, quand on sait combien cet illustre observateur apportait de soins et de conscience dans toutes ses recherches), s'il est possible de produire, chez un animal des plus communs, des vers cystiques, pour ainsi dire à volonté, les helminthologistes seront mis en possession d'une source féconde de découvertes. En étudiant patiemment les circonstances extérieures au milieu desquelles s'accomplit le mystérieux phénomène, en groupant les conditions nécessaires, en les faisant varier, en les éliminant les unes après les autres, ils découvriront sûrement tôt ou tard des faits importants concernant l'origine et le mode de génération, si peu connu jusqu'à présent, des vers hydatiques.

## Cysticerque ladrique chez le porc.

Il est bien remarquable que le porc, si sujet aux vers et aux épizoaires, soit le seul des animaux domestiques, peut-être même le seul des quadrupèdes chez lequel on ne rencontre jamais de ténias. La raison en doit être intéressante à découvrir. En revanche, cet animal est spécialement affecté par les cysticerques, qui pullulent quelquefois par milliers au milieu de ses muscles, et y déterminent l'affection connue sous le nom de *ladrerie*.

Les porcs affectés de ladrerie, loin de croître et d'engraisser, dépérissent de plus en plus, et finissent par succomber au bout d'un temps assez court. La viande qu'ils fournissent, d'un aspect répugnant, est molle, visqueuse, peu colorée, peu nutritive, fait de mauvais bouillon, donne à la mastication une sensation désagréable, comme si elle contenait de la terre; enfin, son usage est regardé par plusieurs naturalistes comme susceptible de provoquer l'apparition du ver solitaire chez l'homme.

Chaque année, plusieurs millions de porcs servent en France à l'alimentation de la classe la plus nombreuse et la plus pauvre. Il serait donc bien utile de trouver le remède ou le préservatif d'une affection qui cause de grands dommages aux éleveurs, altère la qualité des viandes le plus souvent consommées par l'ouvrier, le laboureur ou le marin, et nous transmet même peut-être le germe d'une maladie redoutée.

Les vers qui, par leur multiplication, constituent

la ladrerie, vivent chacun isolé dans un kyste mince et demi-transparent. Leur volume est toujours petit; ils ne dépassent guère un centimètre dans leur plus grande dimension. Ils ne produisent jamais, dans les organes envahis, ces désordres, ces pertes de substance quelquefois énormes qui accompagnent souvent l'existence des échinocoques; ils ne deviennent redoutables pour le sujet qui en est atteint, que lorsqu'ils pullulent. Quand ils n'existent qu'en petit nombre, ils passent, la plupart du temps, inaperçus, et la santé de l'animal se maintient parfaite, du moins en apparence. Si donc on parvenait à déterminer la mort de ces vers, par l'emploi d'un anthelminthique, les altérations qu'ils produisent ne tarderaient pas à disparaître. Les kystes se résorberaient peu à peu; il resterait sans doute, pendant longtemps encore, de petits noyaux plus ou moins apparents, au milieu du tissu cellulaire inter-musculaire, mais la viande n'en aurait pas moins retrouvé ses qualités nutritives, et les animaux redeviendraient susceptibles de se développer et d'être engraissés.

Ainsi donc, à cause de leur petit volume et du peu d'épaisseur de leur kyste, les cysticerques semblent devoir être plus faciles à guérir que les hydatides de l'homme, dont nous parlerons ci-après. — Une autre condition favorable au succès résulte de la facilité avec laquelle les porcs avalent les aliments en apparence les plus répugnants, circonstance qui permettra de leur faire prendre facilement, mêlés à leur nourriture habituelle, des médicaments d'un goût désagréable, tels que le sont en général les tænifuges.

Supposons donc qu'on ait à traiter un porc présumé atteint de ladrerie : après avoir constaté l'existence de la maladie par l'examen de la bouche, de la langue, des yeux, de la peau, et même, dans les cas douteux, par quelques incisions pratiquées sur les régions les plus sujettes à la présence des cysticerques, et dans les endroits où l'on sent des nodosités, on essayera les moyens suivants :

Les porcs mangeant avidement la pulpe et la graine de courge, on fera entrer dans leur alimentation la plus grande quantité possible de ces substances. Dans les localités où l'on fabrique de l'huile de courge, les tourteaux seront utilisés pour l'usage que nous indiquons. Ces animaux sont peu délicats, peu difficiles sur le choix de leurs vivres; il est donc probable qu'on pourra en outre leur faire avaler facilement, avec leurs aliments, de fortes quantités d'écorce de racine de grenadier ou de poudre de racine de fougère et même d'essence de térébenthine. Nous pensons toutefois que la courge sera un des agents les plus utiles, d'abord parce que les porcs la mangent naturellement et qu'elle peut leur être donnée en quantité presque indéfinie, ensuite par une autre raison qui exige plus de développement.

Le principe actif de la graine paraît résider dans l'huile qu'elle renferme en abondance, huile qui aurait probablement plus d'action encore si on la laissait rancir. Les corps gras sont absorbés; ils vont, en se modifiant plus ou moins, remplir les mailles du tissu cellulaire et former du tissu adipeux. Magendie ayant nourri des chiens exclusivement avec du beurre, a vu ces animaux prendre la forme de véritables boules de graisse, au milieu desquelles les muscles atrophiés paraissaient à peine. La chair de certains oiseaux aquatiques retient un goût prononcé d'huile de poisson; celle des grives qui ont mangé des baies de genièvre, conserve l'odeur et le parfum dus à l'huile essentielle que ces baies contiennent. Les porcs nourris avec de l'huile de foie de morue engraissent rapidement et considérablement. L'huile de courge est donc spécialement indiquée contre les cysticerques ladriques, puisque ces entozoaires siégent de préférence dans le tissu cellulaire inter-musculaire.

Au traitement tænifuge on joindra comme utiles auxiliaires :

1° Le séjour dans des étables propres, sèches, bien aérées et bien éclairées, les conditions contraires semblant favoriser la production des vers cystiques;

2° Une alimentation dans laquelle entreront des plantes aromatiques et du chlorure de sodium;

3° Le pacage, dans des lieux élevés, présentant un air sec et pur et une végétation variée : les sangliers qui passent leur vie en liberté, sont très-rarement atteints de ladrerie, même en Algérie, où les vers cestoïdes sont si communs.

## Cœnure chez les ruminants.

Le cœnure est un ver cystique qui siége exclusivement dans les centres nerveux du mouton et quelquefois du bœuf; on ne le rencontre jamais chez l'homme. La présence de ces entozoaires cause un trouble profond dans l'organisme, produit des accidents particuliers dont l'ensemble caractérise le *tournis*, affection constamment mortelle, qui se montre quelquefois d'une manière épidémique et décime les troupeaux.

La vésicule du cœnure arrivée à son entier développement, atteint le volume d'un œuf de poule chez le mouton, et par conséquent est accompagnée d'une perte considérable de la substance nerveuse. C'est là une circonstance fâcheuse pour le traitement; car parviendrait-on à amener la mort de l'hydatide au moyen des tænifuges, les désordres provoqués par l'atrophie et la résorption de la matière cérébrale subsisteront encore pendant longtemps. Si donc on arrive à réussir contre le tournis, il est évident que ce ne sera qu'en instituant la médication spécifique dès le début de l'affection, et lorsque la vésicule est encore d'un petit volume.

Sous d'autres rapports, le cœnure offre au traitement quelques facilités qui lui sont propres.

1° *Le cœnure n'est pas protégé par un kyste.* Les têtes des vermicules que la vésicule porte à sa surface externe, sont en contact direct avec la pulpe cérébrale, et par conséquent avec tout agent susceptible d'être introduit par absorption jusque dans les vaisseaux de l'encéphale.

2° *La maladie est facile à diagnostiquer.* — Les moutons atteints de tournis, sont pris par intervalle d'accès, pendant lesquels ces animaux, au lieu de marcher droit devant eux, décrivent des spirales ou des cercles. Plus l'affection est grave, plus le tournoiement est rapide, et le diamètre des cercles petit. Entre les accès, l'animal semble frappé de stupidité, en peu de mois il est atteint de cécité, de paralysie et d'un marasme progressif.

3° *Dans un certain nombre de cas on peut même préciser le siége de l'entozoaire,* fait des plus importants pour l'application du traitement local. Le côté affecté peut, dit-on, être reconnu au sens dans lequel le tournoiement s'effectue. Suivant l'opinion commune, la vésicule est dans l'hémisphère gauche, quand le mouton tourne à gauche, *et vice versâ ;* au contraire, la cécité de l'œil gauche annoncerait l'invasion de l'hémisphère droit et réciproquement. Un signe plus sûr, mais qui ne se manifeste que lorsque l'affection est déjà ancienne, et lorsque le cœnure s'est développé à la surface du cerveau, consiste dans l'amincissement, la flexibilité de la paroi osseuse correspondante, flexibilité que l'on peut constater par la pression du doigt.

4° *L'emploi de la médication tænifuge est facile chez les ruminants.* Le bœuf et le mouton peuvent être nourris avec des plantes anthelminthiques; ils mangent avec plaisir la pulpe et surtout la graine de courge : certains moutons ont mangé le cousso que je leur ai présenté, d'autres n'en ont pas voulu.

Si nous venions à avoir l'occasion de traiter des ruminants atteints de cœnure, voici comment nous formulerions notre médication :

Alimentation composée de pulpe et surtout de graine de courge, d'herbes fouragères aromatiques, saupoudrées d'un mélange de racine de fougère mâle et de sel marin, — pacage dans des prés salés, suivant le conseil de l'illustre Laennec, — introduction dans les fosses nasales et dans les conduits auditifs de tampons imbibés d'essence de térébenthine, — entretien à demeure dans l'étable de vases ouverts contenant de cette essence. — Emploi des préparations de grenadier, poudre, décoction, etc., à l'intérieur ; — essai des feuilles vertes et des jeunes tiges de cet arbuste comme nourriture, en faisant jeûner préalablement les animaux. — Application sur le crâne, par la méthode endermique, de substances tænifuges, telles que : emplâtre de térébenthine, extrait de grenadier, etc. — Au besoin, ponction du crâne, et injection dans la vésicule d'un liquide toxique formé avec les substances précédemment indiquées, dissoutes dans l'alcool ou l'éther.

## Echinocoques chez l'homme.

Les acéphalocystes et les échinocoques, dont l'identité est maintenant démontrée, sont le genre d'hydatides qu'on rencontre le plus souvent dans l'espèce humaine, et dont la thérapeutique importe le plus au médecin. Malheureusement, ces vers vésiculaires seront probablement de tous les plus difficiles à atteindre, au moyen de la médication tænifuge.

En effet, les échinocoques sont le plus souvent entourés d'un kyste quelquefois fort épais, qui les protégera plus ou moins contre l'absorption des substances toxiques. Quelquefois plusieurs vésicules sont emboîtées les unes dans les autres. Leur présence dans nos organes passe souvent inaperçue, pendant un temps très-long, et ne se revèle que lorsqu'elle donne lieu à des désordres, qui, dans bien des cas, sont devenus irrémédiables. Le développement des vessies hydatiques, qui peuvent atteindre le volume d'une orange, et même d'une tête de fœtus à terme, s'accompagne d'une perte de substance équivalente dans l'organe qui les contient, et qui, au contact de ces corps étrangers, subit trop souvent les altérations les plus diverses et les plus graves. Il est évident que dans ces cas malheureux les tænifuges échoueront comme les autres moyens employés jusqu'à ce jour.

Mais il n'en est pas toujours ainsi ; certaines hydatides sont dépourvues de kyste : telles sont celles qui se sont développées dans les séreuses ou dans les veines. Dans les cas ordinaires, le kyste à la vérité existe, mais il est mince, perméable aux liquides, et parcouru quelquefois par des vaisseaux sanguins. C'est de sa surface que provient nécessairement le fluide intra vésiculaire, qui augmente avec l'accroissement des vessies. Dans quelques circonstances, on voit ce liquide normalement transparent, se troubler, se teindre de diverses nuances, qui indiquent une absorption de sérosité, de bile, de pus, de sang, etc. Les hydatides du cerveau sont particulièrement remarquables par le peu d'épaisseur de leur kyste adventif. Ainsi, on ne doit pas, avant que l'expérience ait prononcé, repousser la possibilité d'atteindre par les tænifuges, les échinocoques jusque dans la profondeur de nos tissus, surtout dans les premiers temps de l'existence de ces vers, qui, selon toute apparence, ont commencé par n'être que des embryons non enkystés et susceptibles de locomotion (1).

Je vais donc terminer cette notice en exposant la méthode qu'il me paraîtrait utile d'essayer, mé-

(1) Gervais et Van Beneden ont vu et décrit les galeries creusées à la surface du cerveau et parcourues par les embryons du cœnure.

thode qui comprend un traitement général et une médication locale.

*Traitement général.* — Il aura pour but, ainsi que nous l'avons déjà dit, d'imprégner lentement l'économie des principes vermifuges.

On prescrira chaque jour trente à quarante grammes de graines de courge décortiquées et crues, à prendre en nature ou en émulsion. L'huile retirée de ces semences devra remplacer la graisse, le beurre ou l'huile d'olive employés à la préparation des aliments. Si le sujet est un enfant, on pourra avoir recours aux dragées dont nous avons parlé.

En outre, le malade prendra à l'intérieur le plus souvent qu'il pourra, du grenadier, du kousso, de la fougère mâle, ou de l'essence de térébenthine. Les doses devront être beaucoup plus faibles que lorsqu'il s'agit de combattre un ténia, mais continuées pendant deux ou trois mois. Ces agents ayant un goût très-désagréable, il faudra alterner dans leur emploi, et faire usage de préférence des préparations susceptibles d'être administrées sous forme de bols, de pilules ou de capsules.

D'après le siége qu'occuperont les hydatides, le

choix de tel ou tel tænifuge ne sera pas indifférent ; car après avoir été absorbés, ces médicaments ne suivent pas tous les mêmes voies d'élimination. Le grenadier et le cousso conviendront lorsque les vers cystiques siégeront dans le foie ou dans le voisinage de l'intestin. L'essence de térébenthine sera indiquée en cas d'invasion des reins ou du poumon. Le principe huileux que contient la graine de courge trouvera une application spéciale, quand des hydatides ou des cysticerques existeront dans les muscles, dans le tissu cellulaire ou adipeux ; mais, en outre, ce principe semble devoir prendre un rôle prépondérant dans le traitement des vers cystiques en général, parce que la courge est le seul tænifuge que l'on puisse prendre sans répugnance et à doses presque indéfinies. Lorsqu'on soupçonnera la présence des vers dans les centres nerveux, nous conseillons de donner pour véhicule aux anthelminthiques des menstrues alcooliques, car des expériences récentes ont prouvé l'affinité qu'a l'alcool pour le système nerveux, et la tendance qu'a cette substance à passer en nature et sans être digérée jusque dans la masse cérébrale.

Quelques autres vermifuges moins actifs, pourront encore servir d'auxiliaires fort utiles à la médication principale, à cause de la propriété qu'ils possèdent d'être absorbés et d'être éliminés par certains organes : tels sont le mercure et l'aloès, substances éminemment absorbables, même appliquées à la peau, et qui ont une affinité spéciale pour le foie ; telle est l'assafœtida, qui, ainsi que l'ail, va rapidement imprégner les poumons de son odeur spéciale, et qui maintefois a suffi pour expulser les douves des voies respiratoires ; telles sont l'absynthe et la tanaisie, qui se dirigent vers les glandes mammaires et communiquent au lait leur arome et leur saveur amère. J'ai cru remarquer que les buveurs d'absinthe sont bien rarement attaqués par les vers.

*Médication locale.* — Si les hydatides sont rapprochées de la surface cutanée, on emploiera, en outre, les cataplasmes de fleur de cousso, les fomentations avec la décoction de grenadier, les embrocations avec l'huile de courge, l'huile éthérée de fougère et surtout l'essence de térébenthine. On a vu quelquefois l'application de cataplasmes vermifuges suffire chez les enfants pour détruire les vers intestinaux.

Lorsque, par suite du développement du kyste, une tumeur apparaît dans une région peu profonde, on pourra porter jusque dans son intérieur les substances énoncées au moyen de ponctions capillaires pratiquées avec un trois quart.

Dans le cas où des hydatides auraient envahi l'intérieur de la cavité buccale, des gargarismes contenant des principes vermifuges, maintiendraient en contact prolongé les vésicules avec l'agent médicateur.

Si les vers cystiques siégeaient dans l'œil, on ferait usage de collyres préparés avec une infusion concentrée de cousso et additionnée d'aloès. Le fait suivant semble prouver qu'on aurait chance de réussir. « M. Chaignaud, vétérinaire dans la « Charente, a observé plusieurs fois la présence « de petits vers nématoïdes dans la chambre an- « térieure de l'œil chez le bœuf. La teinture d'aloès « étendue d'eau, instillée sur le globe oculaire, « amenait constamment la mort de ces vers, quel- « quefois dès le premier jour de traitement. » (*Journal de Médecine Vétérinaire*, tome IV, page 573. — Davaine, page 750.)

Contre les hydatides des poumons, on joindrait

à la médication générale l'inspiration répétée de l'essence de térébenthine ou du pétrole. L'emploi maintenant si répandu de cette dernière substance comme moyen d'éclairage, a permis de constater que ses émanations sont à peu près inoffensives pour la plupart des individus.

Le traitement que nous venons d'esquisser contre les échinocoques nous paraîtrait devoir être à peu près le même dans les cas beaucoup plus rares, où l'on viendrait à diagnostiquer sur un sujet la présence des cysticerques.

Il arrivera sans doute trop fréquemment que les médications les plus énergiques, employées avec persévérance, échoueront contre les accidents provoqués par la présence des vers cystiques, et qu'une opération chirurgicale deviendra la seule ressource. On aura alors à choisir entre plusieurs méthodes, telles que la ponction, l'incision ou l'extirpation des kystes ; nous ne pourrions les décrire sans sortir de notre cadre.

## OBSERVATIONS

1re *Observation.* — Dans le département de la Dordogne, la courge est très commune : on l'emploie fréquemment à la nourriture des porcs, qui la mangent avec avidité, cuite ou crue. Les animaux soumis à cette alimentation, prennent un poil luisant, engraissent rapidement et ne deviennent presque jamais ladres. De plus, leurs intestins ne présentent pas ces éraillures, ces perforations causées par l'échinorrhynque géant qui, dans d'autres contrées, les rendent si fréquemment impropres aux usages de la charcuterie.

2e *Observation.* — M. Herbert Barker ayant eu à traiter un plombier atteint d'hydatides des reins, a prescrit plusieurs fois l'essence de térébenthine, et à chaque administration de ce médicament, il y a eu soulagement marqué. (T Herbert Barker on cystic entozoa in the human kidney read before the med. soc. of. London, 15 décembre 1855. — Davaine, *Traité des entozoaires*, p. 531.)

3e *Observation.* — M. Weitenkampf rapporte qu'une jeune fille de 22 ans, ayant rendu par l'urèthre, tous les quatre ou cinq jours, pendant plusieurs mois, une quantité notable d'hydatides, ses forces avaient considérablement diminué. Un régime fortifiant, combiné avec les anthelminthiques, fut employé avec succès, et la malade guérit tout à fait par l'usage de l'huile de Chabert (1). *Archives générales de médecine*, t. 13, p. 367 ; — Davaine, *Traité des entozoaires*, p. 535.

4e *Observation.* — On sait que la présence des vers cystiques dans le cerveau donne souvent lieu aux symptômes de l'épilepsie, Milcent, Blache, Becquerel et Seguin, Rendtorff, Chomel, Montansey, Aran et Michea, Forget, Gregory, Nivet et Marjolin, Leudet, Calmeil, Drewy-Ottley et Cruveiller en ont rapporté des exemples. On sait, d'autre part, que l'épilepsie ancienne est généralement au-dessus des ressources de l'art. Voici un cas d'épilepsie ayant résisté à tous les remèdes, guéri rapidement par la graine de courge. (Obser-

(1) L'huile de Chabert est composée d'essence de térébenthine et d'huile empyreumatique.

vation communiquée par M. Dechenaux, pharmacien à Lyon.)

Le nommé X..., ouvrier à Vienne (Isère), âgé de 28 ans, était atteint depuis 9 ans d'épilepsie. Les accès tardaient rarement 15 jours à revenir; le plus souvent ils avaient lieu chaque semaine, et étaient très violents. Quoiqu'il n'eût jamais rendu de vers, un médecin de la ville lui avait fait prendre un jour une potion avec la fougère mâle, qui ne produisit aucun effet. Il était venu souvent à la pharmacie prendre les nombreux remèdes dont il faisait usage : il avait même été se faire traiter dans un établissement qui emploie le *galium* comme une sorte de spécifique. Enfin, un empirique lui ayant conseillé la graine de courge, il prit pendant dix jours, à 48 heures d'intervalle, 125 grammes de ces graines en émulsion dans un litre d'eau, en tout cinq litres, et la maladie n'a plus reparu. M. Dechenaux, qui lui a préparé lui-même ces émulsions, a pris les renseignements nécessaires pour s'assurer que le malade n'était pas atteint de ténia, il l'a revu plusieurs fois depuis, à longue distance, et a constaté que la guérison avait été radicale.

5e *Observation*. — Autre cas d'épilepsie guéri par les graines de courge.

Un ouvrier maçon, habitant aussi à Vienne, atteint depuis trois ans d'une épilepsie qu'il attribuait à une chute sur la tête, était venu maintes fois à la même pharmacie, quérir différents remèdes. Ce malade, qui n'avait jamais éprouvé les symptômes indiquant la présence du ver solitaire, avait des accès fréquents durant de 5 à 10 minutes, accompagnés d'écume à la bouche et précédés d'*aura epileptica*. Ayant appris la guérison inespérée du sujet de l'observation précédente, il voulut aussi employer la graine de courge. Son traitement a duré 20 jours; au 10e litre d'émulsion, il était guéri. Je l'ai revu, dit M. Dechenaux, vingt fois depuis; la dernière fois, il y avait plus d'un an qu'il était débarrassé de ses accès.

6e *Observation*. — A la Tour-du-Pin, entre Lyon et Grenoble, localité dans laquelle le tournis est assez fréquent, un agriculteur aurait guéri plusieurs moutons au moyen de l'essence de térébenthine administrée à l'intérieur, concurremment avec de l'aloès, et maintenu, en outre, dans les fosses nasales par des tampons. Chaque fois qu'un nouveau cas se déclare dans son troupeau, il va prendre les médicaments ci-dessus à la pharmacie *Berthet*, d'où je tiens ce fait. Toutefois, une personne étrangère à l'art vétérinaire pouvant confondre avec le tournis des accidents cérébraux causés par la présence de larves d'œstres dans les fosses nasales, ou dans les sinus, cette observation ne doit être acceptée qu'avec une certaine réserve.

---

## CONCLUSIONS

### I

Les vers cystiques sont ou des ténias à une phase inférieure de développement, ou des entozoaires très-rapprochés des ténias par leur forme et leur organisation ; les tænifuges sont donc les agents qui présentent le plus de chance de succès contre ces vers.

## II

Les cœnures et surtout les cysticerques paraissent devoir offrir moins de résistance à l'action des tænifuges que les échinocoques. Ces vers se rencontrent chez des animaux susceptibles d'être nourris, au moins pendant quelque temps, avec des vermifuges spéciaux ; il y a donc là un sujet d'expériences dont le succès serait d'un haut intérêt pour la médecine et pour l'agriculture.

# TRANSFORMATION

DES

# VERS CYSTIQUES EN TÉNIAS

Les ténias produisent une quantité prodigieuse d'œufs, qui sont entraînés par les selles, et peuvent être repris par d'autres animaux, au moyen des aliments et des boissons. Ces œufs renferment, à l'époque de leur maturité, un embryon vivant, dont la tête est armée de six crochets cornés qui lui permettent soit de nager dans les liquides, ainsi que l'a vu Dujardin, soit de s'ouvrir un passage à travers les tissus, ainsi que l'a constaté M. Davaine, sur l'embryon du proglottis de la poule. On suppose que ces embryons, arrivés dans l'intestin de leur nouvel hôte, en perforent les tuniques et s'introduisent dans diverses parties du corps. Là ils se reproduisent sous forme de vers cystiques, soit par gemmation, soit par métamorphose. Si, plus tard, l'animal qui les porte devient à son tour la pâture d'un autre sujet, les vers cystiques arrivés dans l'intestin de celui-ci, s'accrochent à la muqueuse, et trouvant l'espace libre, s'allongent en nombreux anneaux et prennent la forme rubanée qui caractérise les ténias. Des sexes apparaissent alors, des œufs se forment dans les articulations inférieures, qui finissent par se détacher et par vivre quelque temps d'une existence indépendante. Ce sont là les *proglottis* ou vers *cucurbitins*. Ainsi donc, l'œuf, l'embryon, le ver cystique, le ténia articulé et le proglottis ne seraient qu'un seul et même être à différentes phases d'évolution.

A l'appui de cette hypothèse, les naturalistes invoquent les raisons suivantes.

1° *Lois de l'analogie.* — La science a déjà constaté des transformations analogues chez d'autres animaux. La grenouille provient du têtard, le papillon a été successivement œuf, chenille et chrysalide. Ces grosses mouches, au corps velu, qu'on nomme des *Œstres*, et qui importunent si fort les chevaux et les bœufs, pondent des œufs d'où naissent des larves qui s'introduisent dans le tube digestif de ces animaux, se fixent quelquefois à la muqueuse, *au moyen de deux crochets*, sortent plus tard du corps, pour passer à l'état de nymphe, et pour enfin prendre l'état d'insecte ailé. On trouve chez ces poissons si curieux qui construisent des nids, et qu'on appelle *Epinoches*, un ver particulier (*Schistocéphale dimorphe*), qui ne prend tout son développement et ne complète son organisation que lorsqu'il arrive dans l'estomac des canards ou autres oiseaux aquatiques qui se nourrissent des épinoches. Suivant M. Van Beneden, les *scolex* ou *massettes*, petits helminthes qu'on observe chez les *pleuronectes* et autres poissons, et qui sont dépourvus de trompe, de crochets et d'organes reproducteurs, acquièrent successivement ces divers organes en passant dans l'estomac de plus gros poissons, et finissent par devenir des *Bothriocéphales* dans le corps des squales. D'après MM. de Sars et de Siebold, la méduse, *aurita*, subit des tranformations bien plus étonnantes encore. Elle produit d'abord des œufs qui donnent naissance à un embryon revêtu de cils vibratiles et ressemblant à un infusoire du genre *leucophore*. Au bout d'un certain temps cet infusoire se fixe à un corps étranger et devient une sorte de polype en forme de coupe. Ce polype est susceptible de se multiplier par gemmation ; il peut aussi se diviser en tranches, en rondelles qui forment autant de jeunes méduses, différant encore beaucoup de la méduse-mère, à laquelle elles ne ressembleront que beaucoup plus tard, à tel point qu'elles ont été prises par quelques naturalistes pour une espèce différente.

2° *Ressemblances entre les ténias et les vers cystiques.* — La partie des helminthes vésiculeux qui est distincte de l'ampoule et qui est plus ou moins effilée, a une très-grande ressemblance avec une tête et un cou de ténia. Des deux parts on trouve un renflement céphalique à peu près de même forme, présentant un rostre central armé d'un double cercle de crochets durs et cornés, et quatre ventouses arrondies placées symétriquement autour du rostre qui est susceptible de s'allonger ou de se contracter par invagination. Des deux parts il y a, au-dessous de la tête, un appendice allongé, qui en est séparé par un col plus ou moins rétréci, et qui laisse voir des rudiments de segmentation et des ébauches de canaux longitudinaux. Il n'est pas jusqu'à ces globules calcaires, si nombreux dans les ténias, qu'on ne retrouve aussi dans les vers vésiculeux. La ressemblance est telle, que Pallas avait donné au cysticerque le nom de *Tænia hydatigena*. Le cysticerque *fasciolaire*, qui existe chez la souris, serait facilement confondu avec un petit ténia, s'il ne portait à son extrémité une ampoule caudale. Chose plus curieuse encore, que M. de Siebold a fait remarquer : la tête de ce cysticerque a une très-grande ressemblance avec celle du ténia *crassicolle*, qui s'observe chez l'animal ennemi juré des souris, c'est-à-dire chez le chat.

3° *Facilité d'expliquer par cette hypothèse diffé-*

*rents faits jusques là incompréhensibles.* — Tels sont les suivants :

*A*. Les intestins d'un sujet porteur de ténia adulte contiennent des milliers d'œufs renfermant un embryon vivant, muni de crochets, au moyen desquels il peut se fixer aux intestins et même les perforer, et cependant le ténia ne se propage jamais par les œufs chez le même individu : celui qu'on rencontre chez l'homme est presque toujours seul, et a été nommé, pour cette raison, *ver solitaire*.

*B*. Le ténia s'observe fréquemment chez ceux qui font usage de viande crue comme nourriture. Ainsi on a remarqué que les enfants à qui la confiture de viande est prescrite dans un but thérapeutique, sont très-sujets à le contracter. Les Abyssins, qui mangent la chair des animaux crue, l'ont presque tous.

*C*. Les professions qui mettent en contact avec des matières animales sont celles qui fournissent le plus grand nombre de cas de ver solitaire : telles sont celles de cuisinier, de charcutier, de boucher, de pelletier, etc. Les femmes y sont plus sujettes que les hommes, parce que, chez tous les peuples, elles sont spécialement chargées de la préparation des aliments.

*D*. Le ténia est plus commun dans les localités où les lieux d'aisances sont peu employés ; telles sont les campagnes et les pays peu civilisés.

4° *Expériences sur l'homme.*

*A*. M. Küchenmeister a fait avaler, à une malheureuse femme sur le point d'être exécutée, soixante-quinze cysticerques ladriques. Ayant fait l'autopsie deux jours après la mort, il a trouvé dans les intestins plusieurs jeunes ténias.

*B*. Le professeur Leuckart fait prendre quatre cysticerques ladriques à un homme de trente ans. Au bout de deux mois et demi, le sujet rend des proglottis, et une dose de cousso lui fait expulser deux longs vers rubanés.

*C*. Suivant M. Bertholus, dont Lyon regrette la perte récente, à Genève, M. Humbert ayant avalé volontairement des cysticerques ladriques, rendit, trois mois après, de nombreux proglottis.

5° *Expériences sur les animaux.*

*A*. M. Van Beneden a vu se développer la ladrerie chez un porc auquel il avait fait avaler des œufs de ténia *solium*.

*B*. MM. Küchenmeister et Haubner ont fait prendre des anneaux de ténia *solium* à trois cochons de lait. Quelque temps après, ces trois animaux étaient porteurs d'un nombre considérable de cysticerques ladriques.

*C.* « M. de Siebold a fait manger à des chiens « des échinocoques avec leur enveloppe membra- « neuse. Il a constaté sur plusieurs individus que « le dernier anneau se dilatait en vésicule, et que « l'animal devenait cysticerque; mais il a vu, sur « un plus grand nombre, que le ver s'allongeait « en ruban articulé et se changeait en ténia. » (*Moquin-Tandon, zoologie médicale*, p. 397.)

*D.* « MM. Küchenmeister, Haubner, Eschricht, « Van Beneden, ont administré, soit à des chiens, « des cœnures qui se sont développés en ténias, « soit à des moutons, des anneaux ou des œufs « de ces ténias, à la suite de quoi les moutons « ont eu le tournis et ont offert des cœnures dans « le cerveau. » (*Davaine, ouv. cité*, p. XIX.)

Ces dernières observations sont très-importantes, car elles tendent à prouver que les ténias des herbivores, comme ceux des carnivores, peuvent procurer des vers cystiques.

---

Je prie les personnes qui viendraient à constater les résultats avantageux de l'emploi des tænifuges, et plus particulièrement de la graine de courge, dans le traitement des hydatides, de la ladrerie, du tournis, et dans celui de l'épilepsie, de vouloir bien me les faire connaître, afin que ces résultats puissent être publiés dans l'intérêt de la science.

Dans le cas où l'on aurait à traiter des épileptiques, il serait nécessaire de s'assurer préalablement s'ils sont porteurs ou non de ténia, ce ver étant susceptible de déterminer lui-même des accidents épileptiformes.



Lyon, Impr. de veuve Mougin-Rusand.

www.ingramcontent.com/pod-product-compliance
Ingram Content Group UK Ltd.
Pitfield, Milton Keynes, MK11 3LW, UK
UKHW021943260726
13994UKWH00004B/1508